Docteur J. DUBOIS

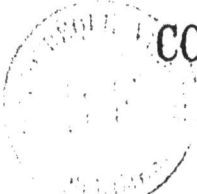

CONTRIBUTION A L'ÉTUDE

de la

CHORÉE CHRONIQUE

SANS HERÉDITE

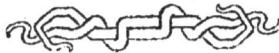

TOULOUSE

Ch. DIRION, LIBRAIRE-ÉDITEUR

22, rue de Metz et rue des Marchands, 33

—

1911

Docteur J. DUBOIS

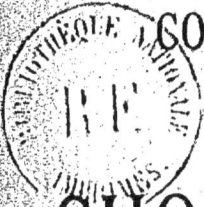

CONTRIBUTION A L'ÉTUDE

de la

CHORÉE CHRONIQUE

SANS HERÉDITE

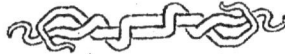

TOULOUSE

Ch. DIRION, LIBRAIRE-ÉDITEUR

22, rue de Metz et rue des Marchands, 33

—

1911

CHAPITRE PREMIER

Historique

Le nom populaire de la maladie, dit Dechambre dans le *Dictionnaire des sciences médicales*, a subi de singulières vicissitudes avant d'arriver jusqu'à nous, parce qu'il a été donné suivant les époques à une série de maladies ayant comme caractéristique essentielle des troubles moteurs choréiformes, maladies probablement polymorphes et dans tous les cas mal connues. Les médecins de l'antiquité et les médecins arabes ne paraissent pas avoir connu la chorée comme maladie distincte, isolée des autres affections convulsives ou paralytiques et les passages d'Hippocrate et de Galien cités par J. Franck et Sauvages sont loin d'être probants et de démontrer, que ces auteurs connaissaient réellement la chorée.

Aux onzième et douzième siècles apparurent de petites épidémies dansantes signalées seulement dans les chroniques de l'époque. Vers la fin du quatorzième siècle et le commencement du quinzième, ces épidémies firent une nouvelle apparition sur les bords du Rhin et de la Meuse. Otto Brunfels, Paracelse,

Schrenck de Graffenberg nous ont transmis les renseignements qu'ils avaient pu recueillir sur les épidémies précédentes et Dechambre nous en donne une description dans son dictionnaire. « Au mois de juillet de l'année 1374, des maniaques se montrèrent en grand nombre dans plusieurs villes des bords de la Meuse ou du Rhin. Ils arrivaient on ne sait d'où, se livraient à des contorsions de toute sorte, à une danse frénétique devant les églises et les monuments publics; quelques-uns poussaient des exclamations mal articulées que l'on prenait pour les noms d'esprits infernaux. La vue de certaines couleurs comme le rouge : d'objets particuliers comme les souliers à la poulaine, alors à la mode, poussaient leur délire jusqu'à la furie. Après une longue période d'excitation ils tombaient sur le sol, le ventre ballonné, les membres dans la résolution. Ceux qui avaient conservé une lueur de raison suppliaient les assistants de leur comprimer énergiquement l'abdomen au moyen d'une ceinture qu'ils portaient sur le ventre. »

Ces épidémies de choréomanie du moyen-âge et la danse de Saint-Guy des siècles suivants, ne répondaient, vraisemblablement qu'en bien faible partie à ce que nous connaissons aujourd'hui sous le nom de chorée proprement dite et devaient contenir surtout de nombreux cas d'hystérie, de vésanies, de chorées rythmées ou chorées hystériques. Le premier auteur qui aurait ébauché l'étude de la chorée serait Bairo (1560), médecin de Charles II duc de Savoie. Son « vade mecum » renferme la description d'une maladie qu'il désigne sous le nom de « Saltuosa membrorum indispositio ».

Félix Plater (1614), Hortius et Sennert (1618), Willis (1619) parlent d'une affection offrant de l'analogie avec la chorée, mais il faut arriver à Sydenham pour trouver un exposé précis de cette forme vulgaire qui a gardé son nom. « La Chorea Sancti Viti, dit-il, est cette espèce de convulsion que l'on rencontre le plus souvent chez les enfants des deux sexes, depuis la dixième année jusqu'à l'époque de la puberté. » Pendant le dix-huitième siècle, les auteurs anglais s'en tiennent aux opinions de Sydenham : en France, on méconnait à peu près la maladie et Lieutaud même en nie l'existence ; en Allemagne, les connaissances sur la danse de Saint-Guy restent des plus confuses. « La première monographie que possède notre littérature fut l'œuvre d'un modeste praticien de province. En 1810, le docteur Bouteille de Manosque adressa à la Société de Médecine de la Faculté de Paris, un mémoire sur lequel Bayle fit un rapport justement élogieux dans la séance du 9 juillet. L'historique laissait peut-être à désirer, mais la description était excellente. L'auteur semblait prévoir que dans la suite de nouvelles difficultés pourraient surgir, il établissait un cadre assez large pour placer toutes les variétés sans les confondre. Pour lui, il existe des chorées essentielles, des chorées secondaires et des chorées fausses. » En 1850, G. Sée fit paraître, dans les Mémoires de l'Académie de Médecine, un travail qui marque une nouvelle phase dans l'histoire de la chorée. A son avis la chorée reconnaît pour cause le rhumatisme dans près de la moitié des cas. Il en sépare complètement d'autres espèces de chorée : 1° la grande danse de Saint-Guy ; 2° les chorées systématiques ou rythmiques ; 3° la chorée électrique de Dubini. Roger adopte l'opinion de G. Sée et la généralise davantage; pour lui, la chorée vulgaire est presque toujours, sinon toujours rhumatismale. Ce problème étiologique soulève de divers côtés de nombreuses discussions. Aux cas signalés par Stoll et par Bouteille, par Roser en 1818 (*Hufeland Journal*), surtout par Germain Sée et par Roger, Steiner opposait une statistique qui ne mentionne que quatre fois le rhumatisme sur 252 cas de chorée. Charcot émit l'idée chorée névrose ; Triboulet vit dans les maladies infectieuses la cause de toute chorée. De chorée chronique, il n'en était que peu ou pas question. Thilenius, en 1816 avait bien divisé la chorée en aiguë et chronique, mais cette division avait été bientôt oubliée ; Rufz, en 1834,, avait signalé la chorée chronique chez les enfants. En 1842, le docteur Waters de Franklin, décrivait dans une lettre à Dunglison une forme particulière de chorée, atteignant quelques familles de son voisinage et remarquable en ce qu'elle était héréditaire apparaissait rarement avant l'âge adulte ou après 45 ans, était incurable et aboutissait dans tous les cas à la démence. Germain Sée dit aussi dans son mémoire : « Outre les chorées à récidives, il existe principalement chez les vieillards, chez les adultes, très rarement chez les enfants, de véritables chorées chroniques à marche continue qui se prolongent indéfiniment sans aucune interruption et résistent presque toujours à tous les traitements. Les mouvements qui les caractérisent, quoique généralement plus intenses, plus saccadés que dans l'état aigu, se calment d'une manière plus complète par le sommeil et la volonté, et quelquefois même si bien, que les malades peuvent exécuter quelques travaux, pourvu cependant qu'on ne les observe pas avec attention. Comme dans la chorée des enfants, les contractions anormales affectent presque tous les muscles à la fois, et surtout ceux des membres supérieurs, mais il est rare que la maladie revête la forme hémiplégique ou vienne à prédominer d'un côté plus que d'un autre. Il est rare aussi de voir l'intelligence se perdre complètement. Quelques changements dans le caractère, une timidité extrême, parfois une légère diminution de la mémoire, ce sont là les seuls phénomènes concomitants des désordres musculeux : ceux-ci peuvent même se prolonger pendant quatre, dix et même douze ans, sans subir de changements notables, sans altérer la santé générale, sans modifier la nutrition, si ce n'est quelquefois celle des muscles affectés qui diminuent de volume et s'atrophient. » Sander, dans une communication à la Société médico-physiologique de Berlin, le 15 septembre 1868, sur la chorea minor, distingue aussi une forme chronique de la chorée vulgaire. Mais c'est seulement en 1872 qu'elle fut décrite comme entité morbide par Huntington. « Parmi les observations les plus célèbres, il faut citer celle de la famille

Pen, dans laquelle la maladie entra par un mariage
avec la famille Wells, de Schafford, descendant des
colons du Connecticut. La description d'Huntington,
médecin et fils de médecin, habitant Long-Island (en
face de New-York), où la maladie sévissait, mérite
d'être rapportée ; le tableau a subi quelques retou-
ches, mais il n'en reste pas moins définitif dans sa
simplicité ; en voici la traduction in extenso : « Je
veux attirer votre attention sur une modalité de la
chorée, qui n'existe à ma connaissance qu'à l'extrémité est de Long-Island. Elle est très particulière et
semble obéir à certaines lois. Il importe de remarquer
que la chorée, telle qu'elle est décrite par les médecins est excessivement rare en cet endroit. Je ne me
rappelle point un seul cas dans la clientèle de mon
père et je lui ai souvent entendu dire que c'était une
affection rare et exceptionnelle pour lui. La chorée
héréditaire, ainsi que je l'appellerai, reste l'apanage
de quelques familles peu nombreuses, heureusement,
et leur a été transmis comme un héritage venant de
générations qui se perdent dans un lointain passé.
Ceux qui savent posséder dans leurs veines les germes
de cette affection n'en parlent qu'avec terreur et n'en
font mention que devant une impérieuse nécessité ; ils
la désignent alors sous le nom de « that disorder ».

Elle se manifeste par tous les symptômes de la
chorée commune, seulement ceux-ci sont aggravés ;
ils n'apparaissent guère que vers l'âge adulte ou à la
période moyenne de la vie ; ils s'installent graduellement, mais sûrement et s'aggravent peu à peu, néces-

sitant des années pour arriver à leur complet développement jusqu'à ce que le malheureux malade ne
soit plus qu'une épave tremblante de son ancienne per-
sonnalité. Elle existe également chez l'homme et chez
la femme, je dirai même qu'elle est plus fréquente
chez l'homme, je n'ai noté aucune influence de l'époque de l'année et de la constitution du sujet. Cette
affection présente trois points particuliers : 1° Sa
nature héréditaire ; 2° sa tendance à la folie et au
suicide ; 3° sa manifestation tardive dans l'âge adulte
comme une maladie grave.

I. — Sa nature héréditaire. — Quand l'une ou
l'autre ou l'un et l'autre des parents ont eu des manifestations de cette affection et plus particulièrement
quand ces manifestations ont eu un caractère de gravité, un seul ou plusieurs des enfants sont presque in-
variablement atteints de cette maladie. Mais si, par
un heureux hasard, ces enfants traversent la vie sans
présenter aucune de ces manifestations, la filière est
interrompue ; les enfants et les arrières petits-enfants
des premiers choréïques peuvent être assurés qu'ils
échapperont à la maladie. Cela diffère des lois géné-
rales des maladies dites héréditaires, comme la phtisie et la syphilis. Instable et capricieuse dans ses autres caractères, l'affection est constante dans ce der-
nier ; elle ne saute jamais une génération pour se
manifester dans une autre ; ayant abandonné une fois
ses titres, elle ne les fait plus valoir. Dans presque
toutes les familles où la tare choréïque existe, le tem-

pérament nerveux est prépondérant, et, d'après l'ex-
périence de mon grand-père et de mon père qui
s'étend pendant une période de soixante-dix-huit ans,
l'irritation nerveuse à un degré assez marqué se montre au cours des maladies dont ces gens peuvent souffrir, bien qu'en état de santé ils ne soient pas d'une
nervosité exagérée.

II. — La tendance a la folie et quelque fois a

cette forme de l'aliénation qui conduit au suicide est
marquée. — Je connais plusieurs cas de suicide de
personnes souffrant de cette forme de chorée et appartenant à des familles où l'affection existait. A mesure que la maladie fait des progrès, l'intelligence devient de plus en plus obtuse, chez beaucoup l'aliénation survient, tandis que chez d'autres l'intelligence
et le corps s'affaiblissent peu à peu jusqu'à ce que la
mort les délivre de leurs maux. Actuellement, je connais deux hommes mariés ayant encore leurs femmes
et qui font constamment la cour à quelques jeunes
dames, ne paraissant même pas voir ce qu'il y a d'in-
convenant dans leur conduite. Atteints de chorée et
pouvant à peine marcher, semblables à des hommes
ivres, pour une personne non avertie, âgés de 50 ans,
ils ne laissent jamais passer une occasion de flirter et
donnent ainsi un spectacle ridicule.

III. — La troisième particularité de cette affection consiste en son apparition comme maladie grave
seulement a l'age adulte. — Je ne connais pas un
seul cas où cette maladie se soit révélée avant l'âge

de 30 à 40 ans, tandis que les gens ayant dépassé la
quarantaine sans aucun signe de l'affection sont rarement atteints. Elle débute comme une chorée habituelle par des contractions irrégulières et spasmodiques de la face et des bras, etc. Ces mouvements augmentent graduellement, les muscles qui étaient indemnes sont atteints (excepté les muscles involontaires) et le pauvre malade présente un aspect lamentable. Je n'ai jamais connu de guérison, ni même d'amélioration de cette forme de chorée, une fois qu'elle a
débuté, l'affection persiste jusqu'à la fin. Aucun traitement ne semble avoir d'influence et de nos jours la
terminaison est si bien connue du malade et de son
entourage que l'avis du médecin est rarement demandé. Le docteur Wood, dans son *Traité sur la pratique médicale*, mentionne le cas d'un homme qui
était atteint, au Pensylvania Hospital, d'une chorée
grave, qui résista à tous les traitements. Finalement,
il quitta l'hôpital sans être guéri. J'ai lieu de croire,
bien que j'ignore ses antécédents, que cet homme appartient à une famille où la chorée héréditaire existait. J'ai attiré votre attention sur cette forme particulière de chorée, non parce que je la considère comme
ayant un grand intérêt pratique, mais à titre de curiosité médicale. »

Ce mémoire a une importance considérable, car il
crée une nouvelle entité morbide se distinguant de la
chorée de Sydenham par sa nature et par son allure
clinique.

A la suite, un grand nombre de publications sont

venues confirmer l'opinion d'Huntington. Landouzy,
en 1873, présente à la Société de biologie un homme
de 37 ans, atteint depuis sept ans de mouvements
choréïques localisés presque exclusivement aux membres inférieurs ; son père et deux sœurs ont eu la
même maladie, sa mère est morte aliénée. Les années suivantes paraissent çà et là dans les journ. ux
français, anglais, allemands et américains de n ou-
velles observations. En 1884, Ewald rapporte deux
observations de malades atteints de chorée chronique
et appartenant à deux familles différentes, dont plusieurs membres ont été atteints de la même maladie.
Cl. King, en 1885, dans le *New-York Medical Journal*, rapporte l'histoire d'une famille dans laquelle
quatre générations furent atteintes. La même année,
Peretti cite trois observations appartenant à une
même famille dans laquelle on compte treize choréïques. Déjerine et Lannois en 1886, dans leurs thèses
d'agrégation, Huber, Zacher, Hoffmann publient de
nouvelles observations. Huet, en 1889, fait une étude
très complète de la chorée héréditaire et s'efforce de
démontrer qu'elle n'est qu'une variété de la chorée
chronique et qu'elle ne doit pas avoir une place à part
dans le groupe des chorées arythmiques, comme le
prétend Lannois. Dans ces dernières années, les cas
publiés sont extrêmement nombreux ; parmi les observations les plus récentes on peut citer celle de Baylac en 1891, de Lannois et Chapuis en 1893, de Chauf-
fard en 1895, de Krause en 1899, de Lemoine en 1903.
De plus, dans des publications du plus haut intérêt,

les auteurs nous apprennent les lésions de cette maladie qui, jusqu'en 1890, n'avaient pour ainsi dire pas été étudiées microscopiquement. Encéphalite circonscrite pour Oppenheim et Hoppe ; encéphalite interstitielle chronique diffuse pour Kronthal et Kalischer, Facklam, Kattwinskel ; infiltration résultant d'une lésion purement névrotique dirent Klebs, Greppin, Lannois et Paviot, Rispal, Kéraval et Raviart ; enfin, sclérose vasculaire entraînant secondairement des lésions des fibres et des cellules, cette dernière théorie étant soutenue par Besta, Muller, Weidenhamer, Daddi.

Donc, jusqu'à ces dernières années, à part quelques formes de chorée dont nous ne voulons pas nous occuper : chorée molle, chorée des femmes enceintes, chorée des dégénérés, type Brissaud, hémichorées ; chorées hystériques ; il existait deux types bien définis :

a) *Chorée de Sydenham*, dont la description donnée par Sydenham et par Bouteille avait été bien précisée, mais dont la pathogénie fut assez discutée. Origine rhumatismale dans la moitié des cas, soutenaient G. Sée et Botrel en 1850 ; opinion attaquée fortement par Rilliet et Barthez, Barrier, Monneret et Grisolle, chaleureusement défendue par Roger en 1867 et 1868. Névrose, pensait Charcot, ce grand clinicien ayant remarqué que le rhumatisme se trouve fréquemment à la base de toute névrose. Enfin Grasset, Saquet, Strumpell, Triboulet, etc. ont une tendance à en faire une maladie infectieuse. Cependant quelque idée que l'on ait sur sa cause, c'est une entité bien nettement différenciée.

b) *Chorée de Huntington*, bien décrite par le médecin de Long-Island, maladie de l'âge adulte, essentiellement héréditaire, à troubles moteurs progressifs s'accompagnant toujours de troubles mentaux.

Pourtant, si l'on passe en revue les divers cas de chorée de Huntington publiés jusqu'à ce jour, on remarque qu'un certain nombre diffèrent du type décrit primitivement en ce qu'il n'existe pas d'hérédité similaire. Dans les conclusions de sa thèse, Huet dit déjà en 1889 : « Le facteur étiologique qui joue un rôle prépondérant dans la production de la chorée de Huntington est l'hérédité nerveuse, soit l'hérédité de transformation, soit surtout l'hérédité similaire. Dans ce cas, la chorée chronique revêt à un haut degré l'aspect d'une maladie héréditaire et familiale. Mais elle peut exister indépendamment de cette hérédité, sans présenter aucun caractère qui la distingue de la variété héréditaire. » Hoffmann est d'avis de ne pas comprendre l'hérédité d'une façon trop étroite et il lui attribue le même sens que dans les autres névroses en général. Il pense que l'hérédité ne peut servir de caractéristique pour la dénomination de la maladie, puisque cette hérédité similaire fait défaut dans les cas originels. Wollenberg, Hamilton, Lannois, Vurpas, Klippel, de Buck, Jardel citent des faits où les antécédents manquent totalement.

Aussi, pensons-nous qu'il y a lieu de décrire à côté de la forme héréditaire, une chorée chronique sans hérédité. Plusieurs auteurs ont eu déjà cette conception et ont essayé de donner un nom à part, celui de *dégenerativa chorea* ou encore de *chorea chronica progressiva* aux manifestations de la chorée chronique non héréditaire. Pourtant, comme cette forme de chorée se rattache beaucoup à la chorée de Huntington, comme elle a à peu près la même allure clinique et qu'on y rencontre les mêmes lésions, il nous paraît juste de la désigner simplement sous le nom de chorée chronique sans hérédité. Il existe trop peu de caractères distinctifs pour légitimer une appellation spéciale et une séparation absolue de la chorée chronique héréditaire : mais, d'autre part, l'absence d'hérédité, signe prédominant de la chorée de Huntington, l'existence de causes déterminantes telles que le rhumatisme et surtout la syphilis, l'apparition, assez rare néanmoins, de cette chorée dans l'enfance, plaident en faveur de cette division.

Nous proposons donc de considérer la chorée chronique comme étant susceptible de se présenter sous deux formes : 1° L'une, chorée chronique héréditaire, chorée de Huntington, chorée familiale, dont les caractères cliniques sont de plus en plus précisés et dont l'étude anatomique s'éclaire tous les jours de faits nouveaux : 2° l'autre, chorée chronique sans hérédité, qui n'a pas encore donné lieu à un travail d'ensemble et dont nous allons donner un certain nombre d'observations, nous proposant ensuite d'analyser son évolution clinique, de rechercher son étiolo-

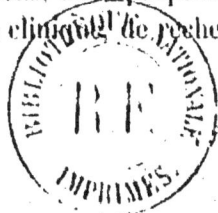

gie et d'exposer avec les lésions anatomiques quelles sont les hypothèses que l'on peut faire sur sa pathogénie.

CHAPITRE II

Observations

OBSERVATION PREMIÈRE
(Résumée)

Thèse de HUET, 1889.

Enfant de 10 ans. Chorée chronique sans interruptions depuis 6 ans. Antécédents tuberculeux dans la famille de la mère. Cette dernière est rhumatisante. Vive frayeur de la mère la veille de l'accouchement. Pas d'hérédité similaire. Père bien portant, grand-père paternel mort à 86 ans ; ni chorée, ni rhumatisme, ni autres maladies nerveuses ; grand'mère paternelle morte à 74 ans ; elle avait aussi une bonne santé ; frère du père âgé de 60 ans, bien portant ; sœur du père âgée de 40 ans, bien portante. La mère, âgée de 44 ans, a eu deux attaques de rhumatisme, a été atteinte de chloro-anémie au moment de la puberté, n'a jamais eu de maladies nerveuses. Grand-père maternel mort à 35 ans, de phtisie laryngée ; grand' mère maternelle morte à 63 ans, cancer au sein. Oncle

de la mère, 70 ans, encore vivant et bien portant ;
sœur de la mère morte à 20 ans, tuberculeuse.

Le malade est le quatrième de sept enfants ; la première morte à 3 mois, choléra infantile ; cinquième,
sixième et septième morts dans la première enfance ,
deuxième et troisième, seules sœurs survivantes et
bien portantes.

Mère bien portante pendant tout le cours de la quatrième grossesse ; l'avant-dernier jour, vive frayeur.
Trois jours après la naissance, l'enfant eut pendant
huit jours des convulsions internes ; nourrie au sein
pendant trois mois ; à cette époque, la mère a pendant quinze jours une attaque de rhumatisme articulaire aigu généralisé et nourrit son enfant au biberon.

A marché à 18 mois. Vers l'âge de 3 ans à 3 ans et
demi, apparurent les premiers mouvements choréïques se manifestant par des grimaces à la face, ne
firent que s'accroître et s'étendirent aux membres.
Mouvements involontaires, continus mais irréguliers,
ressemblant à ceux de la chorée ordinaire, quoique un
peu plus lents et à rayon assez étendu. A l'occasion
des mouvements volontaires, les mouvements choréïques s'arrêtent dans le membre qui agit et s'exagèrent
dans les autres parties du corps. Les mouvements
involontaires s'arrêtent complètement pendant le
sommeil. Pas de signe de Romberg, réflexes tendineux un peu exagérés, pas de trépidation épileptoïde ;
sensibilité normale, champ visuel aussi. Pas de dys-
chromatopsie. Rien au point de vue mental.

OBSERVATION II

(Résumée)

Communiquée par DUTIL. — Thèse de HUET.

Marie, âgée de 68 ans, entrée le 10 mars 1887 : mouvements choréiques incessants, très intenses, généralisés, rien dans les antécédents héréditaires.

Personnellement, rien jusqu'à 21 ans, époque où elle devient enceinte. Dans les premiers mois de la grossesse, mouvements choréiques généralisés ayant persisté jusqu'à vingt jours après l'accouchement. A 23 ans, nouvelle grossesse, mouvements choréiques qui ne disparurent jamais complètement après l'accouchement : à 30 ans, enceinte pour la quatrième fois, voit sa chorée s'aggraver et l'accouchement a lieu au septième mois. Les mouvements choréiques s'amendèrent encore, mais ils n'ont depuis jamais disparu ; mouvements désordonnés incessants et généralisés des quatre membres, du tronc, de la tête et du visage. Pas d'atrophie musculaire, sensibilité générale partout conservée : intelligence à peu près intacte.

OBSERVATION III

(Résumée)

Thèse de HUET.

Homme âgé de 41 ans : chorée chronique depuis une année ; rien dans les antécédents héréditaires : personnellement, le malade a eu les fièvres intermit-

lentes de 11 à 13 ans ; à 40 ans, il fut renversé par
une voiture, n'eut que quelques contusions, ne perdit
pas connaissance, mais ne put se relever. Trois jours
après apparurent les mouvements choréiques, involontaires, continuels, n'offrant aucun rythme, aucune
coordination bien définie, assez lents et peu étendus,
plus accusés lorsque le malade se sent observé. Dans
les mouvements intentionnels, les gesticulations involontaires diminuent considérablement ; pendant le
sommeil, les mouvements cessent complètement. Pas
de signe de Romberg ; réflexes tendineux normaux :
pas de troubles de la sensibilité. L'intelligence ne
paraît pas sensiblement atteinte ; la mémoire aurait
un peu faibli, le malade devient parfois très irascible.

OBSERVATION IV

(Résumée)

HOFFMANN. *Virchow's Archiv. Bd. M. 1888, p. 532.*

Joseph Kârcher, menuisier, âgé de 52 ans, entré à
43 ans à la Clinique des maladies du système nerveux
d'Heidelberg ; pas d'antécédents héréditaires du côté
paternel ; mère devenue épileptique à 39 ans, morte
à 40. Deux sœurs épileptiques ; le malade était bien
portant jusqu'à sa maladie actuelle ; l'intelligence
était bien développée. L'affection actuelle débuta à
43 ans par des mouvements involontaires très prononcés d'abord dans les lèvres, la langue et les muscles des mâchoires, puis s'étendirent au tronc, à la

lète, aux membres supérieurs et inférieurs ; à 50 ans,
ce malade était devenu épileptique ; la sensibmue
n'est pas altérée ; l'intelligence et la mémoire sont
bien conservées.

OBSERVATION V

(Résumée)

Thèse de HUET, 1889.

Claude Hippolyte, âgé de 48 ans ; rien dans les
antécédents héréditaires : personnellement a eu la
rougeole, la fièvre typhoïde et une attaque de rhumatisme à 37 ans. A 41 ans, début de la maladie actuelle,
mouvements involontaires d'abord dans la main
droite, puis dans la main gauche, la face et enfin les
membres inférieurs. Deux ans avant avaient apparu
des attaques d'épilepsie qui survenaient environ tous
les trois mois au début et qui s'espacèrent de plus en
plus par la suite. Actuellement, les mouvements choréiques sont généralisés et étendus à toutes les parties du corps, sans prédominance pour une région
plutôt qu'une autre. Depuis trois ans, ces mouvements
sont restés à peu près aussi prononcés. A l'occasion
d'un mouvement intentionnel, les gesticulations s'arrêtent dans le membre qui exécute le mouvement. La
sensibilité générale ne présente aucune altération. La
mémoire et les facultés intellectuelles sont affaiblies.

OBSERVATION VI
(Résumée)
CHARCOT.

Jos..., âgée de 16 ans, ne présente rien dans ses antécédents héréditaires. La chorée a commencé à l'âge de 7 ans. On l'aurait, dit-elle, frappée puis enfermée dans une cave : là, elle eut grand peur ; les mouvements choréïques ont commencé aussitôt après et occupaient tout le corps. Cette première attaque aurait duré environ cinq mois, puis survint une légère amélioration pendant l'hiver qui dura six mois environ ; depuis cette époque, elle a remarqué que son affection empirait tous les étés pour se calmer de nouveau pendant l'hiver. A partir de 15 ans, les phénomènes, au lieu de s'atténuer l'hiver, ont persisté et auraient même augmenté.

Les mouvements existent avec plus d'intensité aux membres supérieurs qu'aux inférieurs ; la face est peu grimaçante, les mouvements autour de la bouche prédominent. La chorée s'atténue pendant les mouvements volontaires ; la force musculaire est bien conservée, la sensibilité générale intacte.

OBSERVATION VII
(Résumée)
Thèse de HUET.

Le nommé Henri, âgé de 51 ans, n'a rien dans ses antécédents héréditaires. Très bonne santé, n'a jamais

eu de maladies sérieuses avant la maladie actuelle qui
a débuté, à 39 ans, sans aucune cause apparente et
s'est développée lentement et progressivement. Elle a
commencé par la tête, puis les membres inférieurs,
enfin les membres supérieurs. Malgré tous les traitements qu'il a suivis, la maladie a continué à évoluer.
Les mouvements involontaires sont étendus, très irréguliers, ne présentent aucun rythme ils sont à grand
rayon et généralisés. Tous ces mouvements s'accomplissent avec une certaine mollesse, sans aucune raideur et s'arrêtent sous l'influence de mouvements
intentionnels. La force musculaire est bien conservée :
les réflexes sont forts, la sensibilité est intacte, l'intelligence et la mémoire ne paraissent pas affaiblis.

OBSERVATION VIII
(Résumée)
Thèse de HUET.

La nommée Jeanne, 49 ans, est atteinte de chorée
depuis deux ans : dans ses antécédents héréditaires,
on note que son père est mort jeune et sa mère à
45 ans, d'une affection utérine ; elle était vive,
prompte à s'emporter, mais n'avait pas eu de maladies
nerveuses. La malade aurait été toujours bien portante autrefois, mais était vive, facilement irritable :
à 47 ans, la maladie débuta par des mouvements involontaires dans le bras puis dans la jambe, du côté
gauche ; quelque temps après le début des mouve-

ments choréiques, la malade avait été atteinte d'attaques ressemblant à des accès d'épilepsie, d'une durée
de quelques minutes, cinq à six fois par semaine au
début ; elles sont devenues moins fréquentes. L'intelligence et la mémoire ont beaucoup diminué ; cet
affaiblissement s'est prononcé de plus en plus et
depuis deux mois la malade est dans un état de
démence très accentué. Depuis quelque temps, elle ne
pense qu'à manger et commence à avoir des idées de
suicide.

OBSERVATION IX

(Résumée)

Thèse de HUET.

Le nommé J..., âgé de 65 ans, est atteint de chorée
depuis de nombreuses années ; rien dans les antécédents héréditaires ; a eu les fièvres intermittentes à
13 ans, pendant près d'un an, et plusieurs fois la
pneumonie à 19, 21 et 35 ans ; à l'âge de 8 ans, a eu
une vive frayeur causée par la foudre tombée à quelques mètres de lui. Depuis l'âge de 30 ans présentait
souvent de petits mouvements involontaires dans les
jambes, les bras et les mains, d'ailleurs très peu ac-
centués. Pendant le siège de Paris a souffert beaucoup du froid et a eu pendant plus d'un an des douleurs dans les genoux. Les mouvements involontaires
augmentaient peu à peu d'intensité ; le malade commença à manifester des idées de suicide.

Toutes les parties du corps sont le siège de mouvements continuels présentant le caractère choréique, désordonnés, sans rythme, assez lents et sans brusquerie. Les gesticulations s'arrètent à l'occasion des mouvements intentionnels ; les mouvements cessent pendant le sommeil ; la sensibilité paraît normale ; les réflexes sont conservés ; la mémoire est affaiblie, l'intelligence encore bonne.

OBSERVATION X
(Résumée)
MACLEOD. *J. of. Ment, Sc.*, 4 juillet 1881, p. 194.

James F..., 52 ans, marié. Père mort de « paralysie ». Lui-même est devenu graduellement choréique depuis trois ans. Le tronc, les membres, les muscles de l'expression, la langue et les muscles de l'articulation étaient le siège de spasme constants et désordonnés. Son état mental est celui d'une légère démence avec une très grande irritabilité. Peu à peu, les mouvements choréiques augmentent, la parole est très altérée, la mémoire affaiblie ; mort à 54 ans.

OBSERVATION XI
(Résumée)
J. MACLAREN. *Journal of. Ment. Sc.*, avril 1874, t. XX, p. 97.

J. C..., 36 ans, célibataire, atteint de chorée depuis l'âge de 30 ans ; pas de chorée ni d'aliénation mentale parmi ses parents. Le malade avait toujours eu une bonne santé. Commença par souffrir d'une grave céphalalgie frontale et a présenté par moments des secousses musculaires. A son entrée, les membres étaient agités de mouvements choréiques. Un an après tous les symptômes s'aggravèrent, le malade tomba dans l'enfance et mourut.

OBSERVATION XII
(Résumée)
Vassitch. Thèse, 1883. Obs. XVII

T. C..., 41 ans, atteinte de chorée depuis l'âge de 34 ans. Père mort à 52 ans, irritable et alcoolique ; mère morte à son retour d'âge à 46 ans. La malade a toujour été très nerveuse et très irritable. Est agitée constamment de mouvements choréiques qui ont débuté par la tête et gagné les mains, les bras et le tronc ; la face ne présente pas de contractions musculaires. Nie toute espèce d'habitude alcoolique. A des insomnies et des cauchemars, des hallucinations de l'ouïe. A aussi des idées très confuses de persécution. Les troubles intellectuels s'accentuent et la malade meurt cinq mois après son entrée.

OBSERVATION XIII
(Résumée)
M. Learn, the Lancet, 21 fév. 1885, p. 337.

T. M..., 56 ans, jardinier, entré à l'hôpital le 13

juin 1884 pour une chorée chronique. Pas d'antécédents héréditaires. Le malade, veuf, a deux fils âgés de 14 et 22 ans ; le plus jeune présenterait, d'après le dire de ses camarades, des mouvements involontaires des pieds et des épaules. Il y a quinze ans, le malade devint nerveux, eut des tressautements dans les mains et quand il était assis, des mouvements dans les pieds ; ces accidents augmentèrent lentement et subirent une aggravation considérable à la mort de sa femme, il y a quatre ans. A l'heure actuelle, mouvements continuels, irréguliers, manifestement choréïques, plus étendus aux bras et à la tête qu'au tronc et aux jambes ; ces mouvements s'arrêtent pendant le sommeil. Le malade est un certain temps avant de répondre aux questions et le plus souvent les mots sont mal articulés ; il est devenu irritable. Fréquents maux de tête ; réflexes rotuliens exagérés, pas de trepidation épileptoïde.

OBSERVATION XIV

(Résumée)

Thèse de JANDEL, Nancy, 1894.

Cl. Der..., 53 ans, entré le 15 juin 1877. Ni antécédents héréditaires, ni alcoolisme,, ni syphilis, ni rhumatisme articulaire. Pas d'affection autre que celle qu'il présente et qui remonte à un an. Mouvements désordonnés et involontaires avec douleurs pongitives asez vives dans les membres inférieurs ; au bout de quelques semaines, les membres supérieurs, 'e tronc et la tête furent à leur tour agités ; tous ces phénomènes sont allés en s'accentuant. Les mouvements volontaires sont exécutés avec assez de précision. La sensibilité est conservée dans tous ses modes.

OBSERVATION XV
(Résumée)
Thèse de JARDEL.

Céline B..., 70 ans, née à Metz, habitant Nancy, entrée le 21 juillet 1893. Pas d'antécédents héréditaires ; mère morte asthmatique, père mort à 99 ans. La maladie actuelle a commencé il y a dix-huit mois, par des ennuis et des chagrins ; puis mouvements incoordonnés dans les mains, ensuite dans tous les membres et la tête et disparaissant au moment des mouvements volontaires. Quand la malade parle, les mouvements s'exagèrent et elle répond assez lentement mais distinctement.

OBSERVATION XVI
(Personnelle)

Marie Ch..., 44 ans, entrée à l'hôpital le 17 décembre 1900. Rien dans les antécédents héréditaires ; mère morte assez âgée sans avoir présenté de chorée; père vivant non choréïque. Antécédents personnels . fille publique, syphilitique et alcoolique.

Les troubles moteurs ont commencé il y a cinq ans environ ; ils ont apparu d'abord à la face, la malade grimaçait de temps en temps ; puis les membres ont été atteints ; ils s'agitaient d'abord de quelques gestes illogiques, courts et assez lents, s'exagérant à l'occasion d'une émotion, mais peu à peu les mouvements cho. .iques sont devenus plus intenses. Actuellement la malade ne peut plus se tenir debout ; soutenue, elle marche en gesticulant, et au repos, elle est parfois dans un état d'agitation permanente. Rien du côté des yeux, ni hippus à la pupille, ni nystagmus.

Les mouvements de la langue sont irréguliers et s'accompagnent d'un certain trouble de la parole.

L'état mental est tout à fait typique : la malade est d'une irritabilité extrême, se querellant avec ses voisines et les infirmières. Cependant il n'existe aucun trouble intellectuel véritable ; la mémoire est excellente, et Marie C..., répond très bien aux questions qui lui sont posées. A plusieurs reprises, réprimandée sur sa conduite, elle a répondu d'une façon assez grossière et a essayé dans ces occasions de quitter l'hôpital ; mais n'ayant aucun domicile, ni aucunes ressources, elle est toujours revenue peu de temps après.

Pendant le sommeil, les mouvements choréïques disparaissent ; les sphincters sont normaux, les reflexes un peu exagérés le signe de Babenski positif.

Vers la fin de 1908, la malade a fait un ictère grave qui l'a emportée en dix jours.

EXAMEN ANATOMO-PATHOLOGIQUE DE L'ÉCORCE CÉRÉ-
BRALE. — Des fragments prélevés au niveau de la zone
psycho-motrice de l'écorce ont été fixés par l'alcool et
inclus dans la paraffine. Les coupes histologiques ont
été colorées par la méthode de Nissl, modifiée par
Gothard et par l'hématoxyline-éosine.

L'examen microscopique à un faible grossissement
montre l'existence d'un grand nombre de petites cellules rondes infiltrant l'épaisseur de la substance
grise. Les grandes cellules pyramidales sont diminuées de nombre et de volume et il existe une dilata-
tion notable des capillaires sanguins, sans traces
d'inflammation des parois vasculaires ni de la pie-
mère. A l'aide de l'objectif à immersion avec éclai-
rage Abbe les préparations faites par le procédé de
Nissl montrent les diverses altérations de la chromatolyse portant sur le protoplasma, les prolongements
et les noyaux des grandes et des petites cellules pyramidales ; on constate, en outre, autour de ces cellules
et en particulier dans les espaces péri-cellulaires la
présence de petits corps arrondis qui semblent repré-
senter des éléments d'origine ou de nature névroglique. Les lésions constatées sont absolument superpo-
sables à celles déjà rencontrées dans la chorée chronique héréditaire.

CHAPITRE III

Symptomatologie

La chorée chronique présente en général un début lent et progressif, sans que l'on puisse saisir ordinairement de cause occasionnelle. Parfois cependant des chagrins, une émotion ou une vive frayeur produisent, semble-t-il, dans certains cas, une aggravation rapide de la maladie déjà existante.

Les troubles moteurs précèdent les troubles psychiques dans la majorité des cas ; les mouvements sont désordonnés, involontaires, sans rythme défini, continuels, rapides, mais sans brusquerie. « Non seulement les muscles sont vivement secoués par les contractions involontaires, mais en même temps le malade s'agite continuellement et en apparence volontairement, comme s'il ne pouvait pas tenir en place ; il y a une sorte d'instabilité, d'inquiétude musculaire. » Souvent les malades cherchent à masquer cette instabilité en se donnant l'air de faire volontairement un acte déterminé, les mouvements peuvent être très étendus, mais jamais ils n'atteignent cette soudaineté qui est la caractéristique de ceux de la chorée de Sydenham.

C'est par la face que commencent presque toujours
les mouvements choréiques et plus particulièrement
par les muscles qui entourent la bouche. « Les malades font la moue », dit Lenoir. En effet, il y a
projection en avant avec pincement des lèvres et
renversement en dehors de leur bord libre. Les com-
missures labiales peuvent être tiraillées dans toutes
les directions, la bouche peut s'entrouvrir et la langue
venir rapidement lécher le bord libre des lèvres ;
cette dernière remue d'ailleurs continuellement dans
la cavité buccale, roule sur le plancher de la bouche,
claque sur le palais ou les parois buccales en produisant de petits bruits perceptibles à distance. Les
mouvements du voile du palais et des muscles du
pharynx peuvent causer avec les mouvements involontaires de la langue des troubles de déglutition parfois très accusés.

La voix est nasonnée et les troubles de la parole
peuvent s'accentuer au point de la rendre inintelligi-
ble. Les muscles péri-orbitaires sont touchés, mais à
un moindre degré. « Il y a, dit Lannois, du côté de la
face une immunité relative que j'ai cru un instant absolue, c'est celle des muscles du globe oculaire. Beaucoup de malades ont des mouvements considérables
dans les paupières (surtout dans le releveur) et les
muscles sourciliers, mais les globes oculaires suivent
sans difficulté l'objet qu'on déplace devant eux. »

Les membres supérieurs sont pris en même temps
que la face ou à peu près. Les mouvements commencent par l'extrémité du membre, maladresse dans les

actes délicats, qui est surtout remarquée au début par l'entourage. Flexion et extension, adduction et abduction des doigts ; opposition du pouce contre l'index ou les autres doigts, simulant parfois très grossièrement l'attitude de la main dans la maladie de Parkinson.

Les épaules sont un des segments du membre supérieur le plus rapidement et le plus fréquemment atteint ; elles sont élevées directement en haut, projetées en avant ou ramenées en arrière, en même temps ou l'une après l'autre, et ces différents mouvements s'associent de mine manières aux autres mouvements et en particulier à ceux de la tête et du cou.

Les membres inférieurs sont souvent moins atteints que les supérieurs, dans presque tous les cas ils le sont aussi plus tardivement. C'est vers l'extrémité du membre que les mouvements atteignent leur maximum d'intensité. Quand le malade est debout, il en résulte à chaque instant un déplacement du centre de gravité qui entraîne un piétinement continuel. Assis, les malades exécutent des mouvements d'abduction ou d'adduction, de croisement ou de décroisement des membres inférieurs.

Au tronc, mouvements de flexion, d'inclinaison latérale, de rotation plus ou moins étendue sur son axe. On aperçoit souvent sous la peau la contraction des muscles des gouttières vertébrales, des muscles grands dorsaux, grands pectoraux, antérieurs de l'abdomen.

Le diaphragme a aussi des mouvements involontai-

res et manifeste ses contractions par le soulèvement
brusque et irrégulier des membres inférieurs.

Cette excitation générale entraîne des troubles secondaires que nous allons maintenant rapidement décrire. La parole est toujours nasonnée, les syllabes
sont indistinctes les unes des autres, comme si les
malades parlaient la bouche pleine ; d'autrefois il y
a de l'achoppement à la première syllabe seulement.
A une période plus avancée encore, la parole peut
devenir à peu près complètement incompréhensible,
mais alors intervient un nouveau facteur : l'état de
déchéance intellectuelle dans laquelle sont tombés les
malades. Les mouvements du membre supérieur se
traduisent par des troubles de l'écriture, irrégularité
des lettres, puis chevauchement qui font que, rapidement, il est impossible de reconnaître un seul caractère. La démarche est nettement ébrieuse, « il n'est
pas rare de voir des malades arrêtés par des policiers,
sous l'inculpation d'ivresse ». (King.) Elle devient
de plus en plus chancelante, et ce n'est pas sans une
certaine appréhension que l'on voit les saccades brus-
ques qui la troublent tout à coup. Cet aspect de va-
cillement perpétuel est aggravé, dit Sainton, par les
mouvements de contorsion du tronc sur le bassin, qui
donnent au malade l'air de s'agripper à un appui
imaginaire. Les troubles du diaphragme entraînent
une respiration irrégulière, s'accompagnant de bruits
provenant du larynx, du pharynx ou de l'arrière cavité des fosses nasales.

Tous ces mouvements choréiques se modifient sous

certaines influences. Le sommeil seul peut les faire
complètement cesser, dit Huet avec raison. Hamilton ajoute que les mouvements persistent pendant un
repos léger, ce qui explique les cas où les malades
sont assez agités pendant la nuit pour tomber de leur
lit.

L'influence que la volonté peut exercer sur les
mouvements choréiques est très grande. Lannois en
fait un caractère pathognomonique permettant de
distinguer la chorée chronique de la chorée de Sydenham. Charcot et Huet, qui admettent l'identité de
la chorée chronique et de la chorée de Sydenham, con-
tredisent cette opinion. L'action de la volonté est
réelle, mais il ne faut pas en exagérer l'importance.
Lorsque les gesticulations sont modérées dans une
partie du corps, elles augmentent souvent dans les
autres. Sous l'influence des émotions, des impressions morales, les mouvements s'accroissent dans de
grandes proportions.

La force musculaire persiste assez considérable
pendant longtemps, les muscles, bien qu'amaigris, ne
présentent pas d'atrophie véritable ; l'excitabilité électrique des muscles et des nerfs ne présente pas d'altération, l'excitabilité mécanique conserve aussi ses caractères normaux. Les réflexes tendineux peuvent
être exagérés, normaux ou diminués ; Menzies a
trouvé le clonus du pied ; le signe de Babenski
n'existe pas, cependant nous l'avons rencontré dans
notre observation personnelle.

Les fonctions de la vie organique s'accomplissent

d'une façon normale ; il n'y a pas de troubles notables
de la miction ni de la défécation, pas de troubles du
côté des sphincters ; l'incontinence des matières et
des urines ne se montre qu'à une période avancée,
lorsque, par suite de leur profonde déchéance intellectuelle les malades sont devenus gâteux. Pas de
modifications notables dans la composition de l'urine.
La sensibilité tactile, la sensibilité thermique sont nor-
males, les troubles trophiques sont nuls.

Troubles psychiques. — L'état mental des choréiques présente des troubles importants à étudier. Ils
consistent surtout dans un affaiblissement graduel et
progressif de la mémoire et de l'intelligence pouvant
aller jusqu'à la démence la plus complète. L'absence
des troubles mentaux est cependant possible. « Le
trouble mental primordial et constant, dit Sainton,
est l'irritabilité du caractère ; tous ces sujets sont ex-
citables ; la moindre provocation est pour eux l'occasion de réactions violentes, menaces, gesticulations
exagérées. » Cette irritabilité est considérée par Difendorf comme un symptôme prémonitoire et pré-
curseur de la chorée.

Léri et Vurpas concluent ainsi : 1° Les sentiments
affectifs et normaux sont très peu touchés ; 2° le
trouble le plus frappant est l'irritabilité exagérée ;
3° les fonctions intellectuelles sont peu touchées ;
4° le défaut d'attention est un des caractères essen-
tiels ; 5° le trouble de la mémoire serait électif.

L'émotivité, développée sur certains points est affaiblie sur d'autres ; elle est pervertie, diminuée ; il

y a indifférence au travail, au foyer, à la vie sociale.

Les associations d'idées sont en général diminuées, mais elles ne le sont d'une façon vraiment notable qu'à la fin de la maladie. Difendorf signale, avec raison, que les malades sont atteints d'un certain degré de satisfaction et de vantardise.

Dans d'autres cas, ces troubles se manifestent au début par de l'insomnie, des malaises, des erreurs portant sur les personnes et les choses ; puis après cette phase d'excitation vient une période d'abattement d'abord, d'apathie et d'indolence ensuite.

La démence survenant suivant les malades plus ou moins longtemps après le début de l'affection, est l'aboutissant inévitable de ces troubles psychiques.

A côté de ces troubles mentaux existent d'autres symptômes : hallucination de la vue (Rusk, Difendorf), de l'ouïe (Berry), idées de persécution, de jalousie, de grandeur ; idées mystiques (Machay, Hamilton), enfin idées de suicide niées par Ladame, mais signalées par Huet, Facklam, Collin, King, Phelps, Burr et Mac Carly, Léri et Vurpas.

CHAPITRE IV

Diagnostic

Le diagnostic de la chorée chronique est en général facile, et il est peu de maladies avec lesquelles on pourrait confondre cette affection. Les caractères des mouvements involontaires permettent à eux seuls de faire le diagnostic. Ces mouvements sont incoordonnés, illogiques et contradictoires, sans rythme et sans systématisation : ils s'accomplissent avec une lenteur relative, avec un certain moelleux, sans brusquerie, sans explosion soudaine, ils ne s'accompagnent pas de contractures, et les parties qui en sont le siège ne présentent aucune raideur : ils cessent ou diminuent momentanément à l'occasion des mouvements intentionnels, augmentent d'intensité et de fréquence par les impressions morales et les émotions, se calment par le repos, sans toutefois jamais disparaître absolument pendant l'état de veille : le sommeil les fait d'habitude cesser complétement.

Cl. King pense que la maladie avec laquelle la chorée chronique est le plus facile à confondre, est l'*ataxie locomotrice*. Cette confusion est, croyons-nous, bien facile à éviter. L'ataxique ne présente pas de mouvements involontaires au repos ; par l'occlusion des yeux, les petites oscillations du tronc augmentent considérablement. Parfois les choréiques lancent en marchant les jambes en avant, mais ils ne frappent pas le sol du talon. D'ailleurs, dans le tabes on trouve des symptômes qui font défaut dans la chorée : douleurs fulgurantes, troubles vésicaux, symptômes oculaires, abolition des réflexes rotuliens.

Dans la *paralysie agitante*, la présence d'un véritable tremblement, l'attitude spéciale des malades, leur air soudé, leur masque immobile et figé, la raideur de leurs membres et de tout leur corps empêcheront une méprise.

Dans la *sclérose en plaques*, le tremblement acquiert une étendue considérable à l'occasion des mouvements intentionnels, c'est l'inverse dans la chorée. La démarche est titubante, mais aussi spasmodique. Enfin, le nystagmus si fréquent dans la sclérose, fait défaut dans la chorée.

Dans le *paramyoclonus multiplex*, les malades sont pris brusquement de secousses musculaires comparables à celles que donnerait un courant électrique. Ces contractions occupent souvent une série de muscles fort éloignés les uns des autres ; enfin jamais ces secousses ne se produisent pendant la marche.

Dans l'*athétose double*, la face est rarement atteinte ; le sommeil atténue bien les mouvements, mais ne les arrête jamais complètement ; les mouvements d'ailleurs n'ont pas le moëlleux de ceux de la chorée chronique. Ils s'accompagnent de raideur, de rigidité des parties affectées. Il y a une contraction plus ou moins prononcée de tous les muscles.

Dans la *maladie des tics*, le même mouvement se répète exactement et dans un ordre invariable. La volonté peut suspendre un instant les mouvements involontaires, et ceci absolument, tandis que chez le choréïque, la volonté n'agit que dans les parties qui entrent en jeu pour réaliser l'action voulue. Enfin, la chorée chronique n'existe pas, en général, dans l'enfance ; la maladie des tics débute surtout à cette période de la vie.

On évitera aussi facilement de confondre la chorée chronique avec les autres variétés de chorée.

La *chorée de Sydenham* atteint surtout les enfants et les adolescents, guérit presque toujours en quelques mois, présente des troubles musculaires accrus à l'occasion des mouvements voulus, ne s'accompagne pas de troubles de l'intelligence.

La *chorée hystérique* ne présente de commun avec l'affection que nous étudions que le nom. Les mouvements sont rythmiques, systématisés se produisant sous forme d'accès et s'accompagnent de stigmates d'hystérie.

La *chorée chronique héréditaire* se distingue de la chorée sans hérédité par les antécédents du malade et par l'inexistence formelle d'accidents choréïques chez les parents, par son apparition — rare il est vrai — dans l'enfance ou dans l'adolescence et — d'après les comparaisons que nous avons pu faire —

peut-être encore par une évolution un peu moins
grave, la tare héréditaire apportant une diminution
de résistance indiscutable, un cerveau plus fragile et
qui sombrera plus facilement dans la démence.

CHAPITRE V

Marche, durée, pronostic

La chorée chronique héréditaire ou non se développe presque toujours lentement et insidieusement, augmente graduellement et progressivement et met plusieurs années avant d'atteindre son développement complet. Au début, troubles moteurs se manifestant d'abord à la face et s'étendant plus ou moins rapidement aux membres supérieurs, au cou, au tronc et aux membres inférieurs, cet ordre n'étant d'ailleurs pas immuable.

Puis troubles intellectuels se développant aussi lentement et progressivement, pouvant présenter une marche très rapide et parfois précéder les troubles moteurs.

La durée est extrêmement longue, surtout dans la chorée chronique sans hérédité, puisque l'on peut voir des malades atteints vers l'âge de 30 à 40 ans vivre jusqu'à 60, 70 et même 80 ans.

Le pronostic de la chorée chronique est grave, puisqu'elle permet une longue survie, parce qu'elle compromet l'existence sociale des malades et qu'elle en-

traîne toujours, tôt ou tard, une déchéance intellectuelle plus ou moins prononcée, le pronostic est d'au-
tant plus sombre, que cette affection paraît incurable
et qu'il n'a pas encore été cité d'exemple de guérison.

CHAPITRE V

Anatomie pathologique

Déjerine soutient ou qu'il n'existe pas de lésion dans la chorée chronique ou que les altérations sont banales. Cependant dans la plupart des autopsies faites récemment on a décelé des lésions.

Macrocrospiquement pachyméningite, exsudats ou hématomes sous la dure-mère. Pie-mère opaline, adhérente (de Buck), trouble (Kronthal et Kalischer). Cerveau en général œdématié, ayant un poids au-dessous de la normale (Ladame, Stier, Lannois), pouvant être le siège d'anomalies diverses, et présentant à la coupe des foyers d'encéphalite hémorragique, de ramollissement, de sclérose du noyau lenticulaire, avec épanchement ventriculaire considérable.

Au microscope, on constate : 1° La diminution et la raréfaction des fibres tangentielles et des fibres supraradiées ; ces lésions sont comparables à celles de la démence sénile et de la paralysie générale ; 2° les cellules corticales des lobes frontaux et de la région motrices sont profondément lésées, presque toutes les couches des pyramidales sont touchées et le maxi-

mum des légions siège dans la deuxième et la troisième couches (Rispal). Ces altérations sont de deux
ordres : atrophie numéraire d'abord, puis dégénérescence ; 3° les lésions du tissu interstitiel ne sont pas
moins importantes que celles des cellules cérébrales ;
l'infiltration névroglique intense peut aller jusqu'à la
gliose. Il y a une infiltration interstitielle de cellules
rondes qui sont les grains bleus vus par Lannois et
Paviot et dont la nature est très discutée. Considérés
comme des lymphocytes par Katwinkel, Kronthal et
Kalischer, Falklam, ils sont pour Kéraval et Raviart,
Rispal, Lannois et Paviot, des éléments névrogliques ;
4° les altérations artérielles sont aussi fréquentes que
les lésions cellulaires, il peut y avoir une infiltration
de leucocytes dans les espaces péri-artériels (Stier,
Vurpas), une prolifération de l'adventice avec rup-
ture des gaines vasculaires (Falklam) : 5° dans les
noyaux gris centraux on a signalé des kystes, des
scléroses, des lésions de chromatolyse cellulaire comparables à celles de l'écorce ; 6° dans le cervelet les
cellules de Purkinge peuvent être intactes ou dégéné-
rées ; 7° les lésions méningo-médullaires varient
beaucoup suivant les cas. Les méninges spinales sont
souvent enflammées ; les cellules des cornes antérieu-
res peuvent être le siège d'une dégénération diffuse,
de même que les cellules des colonnes de Clarke. Les
lésions dégénératives des cordons n'affectent jamais
un caractère systématique.

Donc, en résumé, nous avons : des lésions macros-
cropiques consistant en une inflammation des ménin-

ges cérébrales, en la présence constante de foyers
d'hémorragie ou de ramollissement dans la substance
sous-corticale ; des lésions microscopiques : lésions
de dégénérescence des cellules corticales, d'inflammation interstitielle parfois considérable, de sclérose
vasculaire.

La prédominance de tel ou tel processus varie suivant les observations, aussi certains disent-ils encéphalite circonscrite : d'autres encéphalite interstitielle
chronique diffuse ; d'autres lésion purement névroli-
que : d'autre, enfin, sclérose vasculaire.

Cependant de tout ceci, il se dégage un fait, c'est
l'importance prédominante des lésions corticales, ce
qui, au point de vue anatomo-pathologique, permet
d'assimiler dans une certaine mesure, la chorée et
les affections telles que la paralysie générale.

CHAPITRE VII

Etiologie et pathogénie

L'analyse d'un trop petit nombre d'observations ne
nous permettra pas d'être très affirmatif sur ce cha-
pitre. C'est pourtant ici la question primordiale, celle
qui domine la nature de la chorée chronique et surtout de la chorée chronique sans hérédité, car si l'on
a dit justement que la chorée chronique héréditaire,
c'est-à-dire la chorée de Huntington, semblait résider
dans une véritable sénescence prématurée des cellules corticales, il n'en est plus de même pour la chorée
chronique sans hérédité. Nous nous trouvons ici en
présence d'un terrain en quelque sorte neuf. Il ne faut
pas oublier, en effet, que la chorée chronique sans
hérédité s'observe quelquefois chez les jeunes (Obs. 1).
Il s'agit donc de déterminer les causes productrices
des altérations corticales, altérations qui sont les
mêmes dans les deux cas (chorée chronique héréditaire et chorée chronique sans hérédité), puisque notre maître, le professeur Rispal, a rencontré la même
encéphalite névroglique diffuse dans les deux variétés.

Les émotions morales, les frayeurs jouent un rôle important. Nous les trouvons signalées dans l'observation III (la chorée chronique sans hérédité apparaît chez un homme renversé par une voiture), dans l'observation VI (malade enfermée dans une cave), dans l'observation IX (vive frayeur à la suite de la chute de la foudre).

D'autre part, il n'est pas rare de noter que les ennuis et les chagrins sont au début de la maladie et souvent en accentuent les crises (observation XIII, où la chorée augmente chez le malade à l'occasion de la mort de sa femme).

Il suffit d'ailleurs d'avoir vu de tels malades pour se rendre compte de leur caractère irritable et facilement irritable et pour être frappé des troubles apportés dans les manifestations morbides par le moindre souci, par la plus petite peine .

Cependant, une telle étiologie est sans contredit insuffisante. On la rencontre presque toujours à la source des maladies nerveuses. Et sans vouloir la considérer comme quantité négligeable, il serait excessif de lui donner une trop grande importance.

Le rhumatisme a été indiqué quelquefois. Nous le rencontrons trois fois sur seize (Obs. II, V. XVI) ; la syphilis est encore dans une proportion plus minime, une fois (Obs. XVI) ; la fièvre typhoïde une fois aussi (Obs. V).

Dans certains cas, on n'a absolument rien noté dans les antécédents : ni alcoolisme, ni syphilis, ni rhumatisme (Obs. XIV).

Par contre, les rapports entre l'épilepsie et la chorée chronique sont connus et peut-être dans la chorée chronique sans hérédité, les constatons-nous d'une façon plus fréquente. Trois des observations que nous avons recueillies en sont un témoignage : Observation IV, mère et sœurs épileptiques ; Observation V, accès d'épilepsie à 39 ans ; Observation VIII, attaques semblables à de l'épilepsie.

Hoffmann note cette coexistence. Blocq et Grenet, dans le traité de médecine, écrivent : « Il existerait des rapports d'association entre la chorée chronique et l'épilepsie presque parallèles à ceux que l'on a signalés entre la chorée vulgaire et l'hystérie. »

Cette constatation vient d'une étrange façon à l'appui des expériences de Roncorini, qui, par l'application de tampons d'ouate imbibés de solution de métaphosphate de soude, de phosphate disodique sur l'écorce cérébrale des animaux, provoque tantôt des mouvements myocloniques, tantôt des mouvements choréïques, et avec un courant électrique appliqué au même point, obtient des convulsions épileptiques Sainton).

Enfin, parlant des tics et de l'épilepsie, Sainton dit dans son rapport : « Tous les syndromes sont liés à des modifications physiologico-pathologiques de l'écorce cérébrale : à notre gré, on n'a pas assez insisté sur la liaison qui existe entre le trouble mental et le trouble moteur. Toutes les transitions, toutes les variétés intermédiaires peuvent exister entre ces affections ; c'est tantôt le trouble moteur qui semble

passer au premier plan comme dans l'épilepsie c'est
tantôt le trouble psychique qui prédomine dans le tic;
c'est tantôt l'alliance des deux qui se fait dans la chorée chronique. »

A la vérité, un fait est capital dans l'histoire anatomo-pathologique de la chorée chronique héréditaire
ou non : c'est l'importance prédominante des altérations corticales. Une preuve assez convaincante existe
dans l'assimilation que l'on a faite, non sans raison,
entre la chorée de Huntington et la paralysie générale ; or, cette assimilation se justifie encore plus
quand il s'agit de la chorée chronique sans hérédité,
car là, le caractère héréditaire et familial que l'on
avait donné comme signe différentiel entre la chorée
de Huntington et la paralysie générale disparaît dans
la chorée chronique sans hérédité.

Dès lors, le champ de recherches se rétrécit et nous
pourrions presque dire qu'il se circonscrit dans cette
question : quel est l'agent morbide, toxique ou infec-
tieux, qui vient frapper l'écorce motrice ? C'est, nous
le pensons, l'étude de cette forme de chorée
chronique sans hérédité, qui apportera la clef du problème. En effet, si le malade atteint de chorée de
Huntington naît avec un état d'insuffisance des cellules corticales, s'il est porteur d'une prédisposition
congénitale suffisante, d'une sorte de « graine » pour
qu'à un âge plus ou moins avancé cette graine se
mette à éclore, au contraire dans la chorée chronique sans hérédité, la graine n'existe pas, elle est à
trouver.

Faut-il considérer les cas de chorée chronique sans hérédité comme étant la souche de la maladie qui deviendra héréditaire et familiale. Nous ne serions pas éloignés de le croire. Une de nos observations (XIII) semble en être un exemple. Mais à plus forte raison est-ce là, dans cette chorée chronique sans hérédité, qu'il faut serrer de près le problème étiologique. Nous avouons que notre travail n'apporte pas de solution. Nous croyons cependant faire œuvre bonne en posant la question.

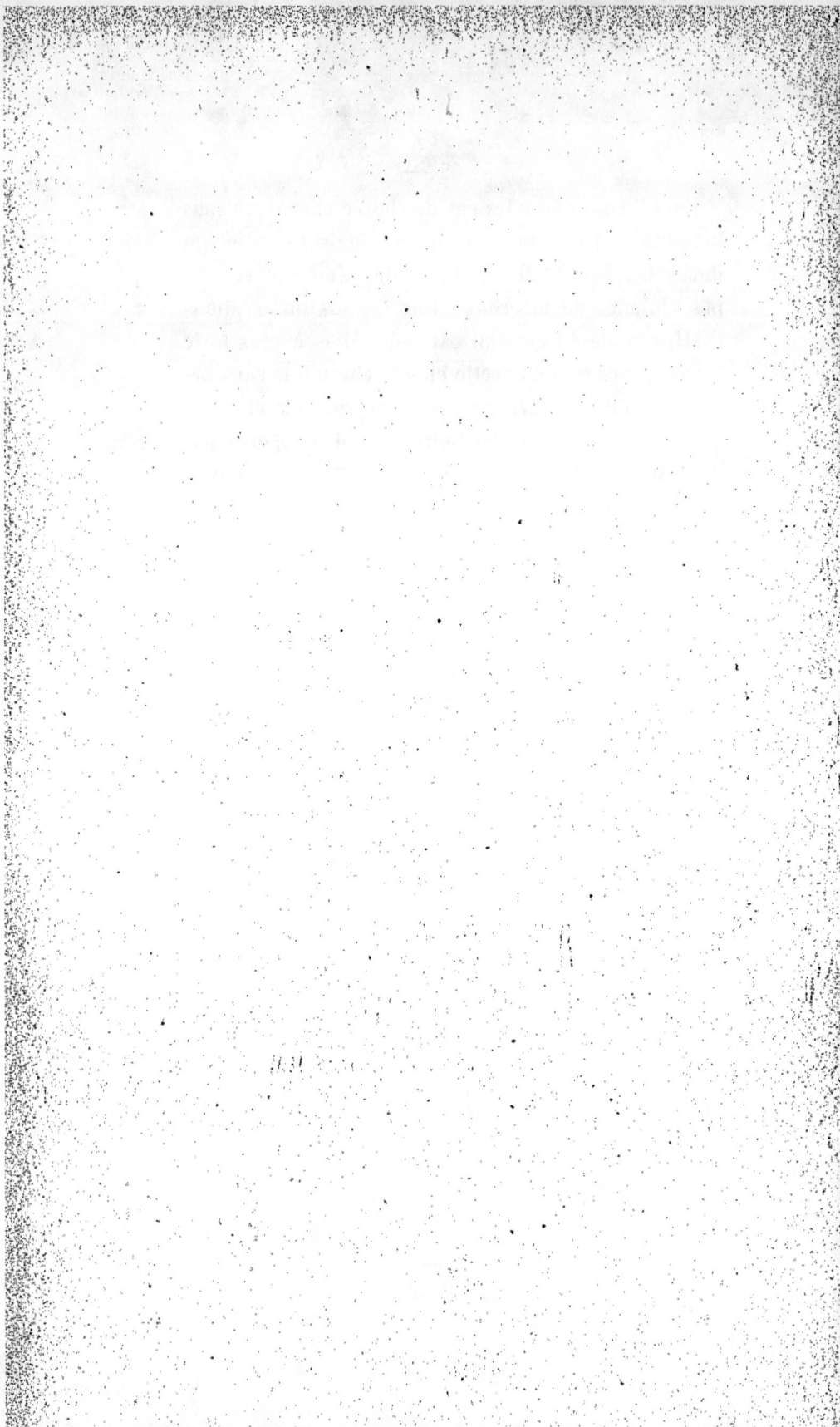

CONCLUSIONS

1° Il existe des cas de chorée chronique sans hérédité ;

2° La symptomatologie ne diffère guère de celle de la chorée chronique héréditaire, si ce n'est peut-être dans une résistance plus grande des individus dont l'état mental paraît moins grave et par suite dans une durée plus longue de la maladie ;

3° L'anatomie pathologique est absolument identique à celle de la chorée héréditaire, elle se caractérise surtout par une encéphalite névroglique diffuse localisée au niveau de la zone motrice corticale ;

4° C'est surtout l'étiologie de la chorée chronique sans hérédité qui présente de l'importance. Elle permettra d'éclaircir la pathogénie de la chorée chronique. Cependant il est encore difficile de dire quelles sont les causes de cette affection.

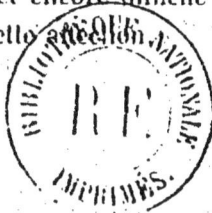

BIBLIOGRAPHIE

—

ANGLADE. — Une autopsie de chorée de Huntington. *Gaz. hebd. sc. méd. de Bordeaux*, 1906, p. 89.

AROSTÉGUI. — De la corea cronica progressiva. *C. méd. de Cuba*, 1890, p. 537-44.

AUBRY et POROT. — Deux cas de chorée chronique. *B. Soc. méd. d. hop. Lyon*, 1903, p. 510-516.

BAYLAC. — Observation de chorée chronique avec hérédité similaire. *B. Soc. méd. de Toulouse*, 1891, p. 149-159.

BIONDI. — Contributo allo studio della corea cronica progressiva. *Bull. d. clin.*, 1897, p. 385-416.

BLANKESTEIN. — Ueber chorea chronica progressiva. *Th. de Wurtzbourg*, 1893.

BODDAERT. — Chorée chronique et chorée de Huntington. *Ann. Soc. Méd. Gand*, 1898.

BOUTEILLE. — Traité de la chorée ou danse de Saint-Guy, *Paris*, 1810.

BONFIGLI. — Progressive chronic chorea ; à clinical and anatomo-pathological study. *J. Mental Pathology*, 1906, p. 63-73.

CARDARELLI. — Corea cronica. *Bul. d. clin*, 1898, p. 54-59.

CHINCIONE et MIRTO. — Corea cronica progressiva et corea di Huntington. *Psichiatra*, 1889, p. 343.

CLAUDE et LHERMITTE. — Syndrôme choreïque avec troubles mentaux chez un débile alcoolique mort par septicémie. Examen histologique. *Soc. de Psych.*, 10 J., 1909.

CORSINI. — Della corea cronica. *Morgagni*, 1093, p. 742.

DADDI. — Sulla corea cronica progressiva. *Riv. di. pat. nerv.*, 1905, p. 153-161.

DIEFENDORF. — Mental symptoms of Huntington's chorea. *Neurographs*, vol. 1, n° 2, mai 1908.

ELDER. — Chronic progressive chorea. *Scottish med. and Surg. J.*, 1899, p. 410.

EWALD. — Zwei Falle choreatischer Zwangs bevegungen mit ausgeprochener hereditat. *Zeitschrift für klin. Medic.*, 1883, p. 51-57.

FACKLAM. — Beitrage zur lehre vom Wesem der Huntington chorea. *Arch. Psychiat.*, 1897, p. 137-204.

GANGHOFNER. — Ueber chorea chronica. *Prag med. Wchuscher*, 1895, p. 115.

GOOD. — A rewiew of chronic progressiva chorea with report of a case. *Am. J. Insanity*, 1900-1901, p. 21.

GORMANN. — In *Dynglisons Pratice*, (3ᵉ édition), 1848, p 218.

HALLOCK. — A case of Huntington's chorea with remarks upon the propriety of naming the disease « dementia choreica ». *J. Nervous and Mental Diseases*, 1898, p. 851.

HAMILTON. — A report of twenty seven cases of chronica progressiva chorea. *Am. J. of Insanity*, 1908, p. 403.

HOFFMANN. — Ueber chorea progressiva. *Virchow's Archiv.*, 1888, p. 513. *Münschen med. Wchuscher*, 1902, p. 901. *Deutsche med. Wchuscher*, 1894, p. 48.

HOISHOLT. — The mental states associated with chorea, with a report of two cases of demencia choreica. *Am. S. M. Sc.*, 1905, p. 77.

HOLM. — Chorea chronica. *Bibliot. f. Laeger*, Copenhague, 1903, p. 14.

HUET. — De la chorée chronique. *Thèse de Paris*, 1889.

HUNTINGTON. — An chorea. *Medic. an Surgic. Reporter*, 13 avril 1872. *Brooklyn Med. Journ.*, 1895, p. 173. *Transylv. Tristate Medic. assoc.*, 1903, p. 180.

IRVING-W. LYON. — Chronic. Hereditary chorea. *Americ. Med. Times*, 19 déc. 1863.

JARDEL. — Contribution à l'histoire de la chorée chronique. *Thèse de Nancy*, 1894.

JONES. — Huntington's chorea and dementia. *Lancet*, 1905, p. 18.

JUVAUX. — Contrib. à l'étude de la chorée chronique héréditaire. *Thèse de Paris*, 1892.

KAMPSMEYER. — Zur Lehre der chorea chronica progressiva. *Thèse de Kiel*, 1902.

KAST. — Ein Fall von chorea chronica progressiva. *Deutsch med. Wochnscher*, 1895, p. 186 et 1896, p. 50.

KATTWINKEL. — Ueber psychische Stormgen bei der

chorea chronica progressiva. *Deutsche arch. f. klin Med.*, 1900, p. 517.

KÉRAVAL et RAVIART. -- Observat. de chorée chronique hérédit., examen histologique. *Arch. de Neurologie*, 1900, p. 465.

KING. — Hereditary chorea. *Med. Rec.*, p. 765, 1906. *New-York Med. J.*, 1885. *Med. Press Vest. E. N.-York*, 1885-86, p. 674.

KRONTHAL et KALISCHER. — Ein Fall von chorea progressiva, mit pathologischen Befunde. *Neurol. centralblatt*, 1892, p. 593. *Virchow's Archiv*, 1895, p. 303.

KRUSE. — Ueber chorea chronica progressiva. *Thèse de Rostock*, 1907.

LADAME. — Des troubles psychiques dans la chorée dégénérative. *Arch. de Neurol.*, 1900, p. 465.

LANDOUZY. — Chorée chronique. *Société de Biologie*, 31 mai 1873.

LANNOIS. — *Thèse d'agrégation*, Paris, 1886. *Revue de Médecine*, 1888, p. 645. *Revue de Neurol.*, p. 66, 1895.

LANNOIS et PAVIOT. — Deux cas de chorée chronique héréditaire avec autopsie. *Revue de Neurol.*, 1897, p. 333. — La nature de la lésion histologique de la chorée chronique.

LANNOIS, PAVIOT et MOUISSET. — Contribution à l'anatomie pathologique de la chorée héréditaire. *Revue de Neurol.*, 1910, p. 453.

LEMOINE. — Un cas de chorée chronique. *Nord Méd.*, 1903, p. 253.

Lenoir. — Etude sur la chorée héréditaire. *Thèse de Lyon*, 1888.

Liebers. — Beitrag zur symptomatologie der chorea chronica progressiva.

Macleod. — Cases of chorea convulsions in persons of advanced age. *J. of Scient. Soc.*, 1881, p. 195.

Marchand. — Anatomie pathologique de la chorée chr. à propos de deux cas. *Bull. et Méd. Soc. Anat. de Paris*, 1903, p. 424.

Marie et Crouzon. — Chorée chronique de nature indéterminée chez un homme de 60 ans. *Soc. de Neurol.*, 1903, p. 443.

Meltzer. — Zur Kasuistick chronich progressiven chorea. *Thèse de Leipsig*, 1893.

Menzies. — Cases of hereditary chorea. *J. Mental Sc.*,

Mill. — Huntington's chorea heredity. *Brislish medical Journ.*, 1906, p. 12.

Mirto. — Sulla corea cronica progressiva : nuevo contributo clinico. *Reforma medica*, 1891, p. 289.

Morpurgo. — Corea di Huntington ; lipemania con idée deliranti di dannazione. *Riv. spc. di freniat*, 1898, p. 498-500.

Muller. — Ueber trei Falle von chorea chronica progressiva. *Deut. Ztschr. f. nervenkeilk*, 1902-03, p. 315.

Oppenheim et-Hoppe. — Zur patologischen anatomie der chronica progressiva. *Arch. f. Psychiat. Berlin*, 1893, p. 617.

Osler. — Historical note on hereditary chorea. *Neurographs*, vol. 1, n° 2, mai 1908.

PEACHELL. — A case of dementia due to Huntington's chorea. *Lancet*, 1905, p. 12.

PIERACCINI. — Sulla sintomatologia della corea dell' Huntington : caso clinico e considerazioni. *Signo*, 1889-90, p. 257.

RAYMOND. — Chorée chronique de l'adulte. *J. méd. int.*, 1904, p. 260.

RISPAL. — Des lésions histologiques du système nerveux central dans la chorée chronique héréditaire. *X° Cong. Alién. et Neurolog. de France*, 1899.

ROGER. — *Arch. gén. méd.*, 1866.

RUFZ. — Recherches sur quelques points de l'histoire de la chorée chez les enfants. *Arch. gén. de méd.*, 1834, t. IV, p. 215.

RUSK. — A case of Huntington's chorea, with autopsy. *Am. J. Insan.*, 1902-03.

SAINTON. — Les chorées chroniques. *XIX° Congrès Alién. et Neurol. de France*, 1909.

SÉE. — De la chorée. *Mém. de l'Ac. de méd.*, 1850, t. XV.

SCHMIDT. — Zwei Falle von chorea chronica progressiva. *Deutsch. méd. Wochnscher*, 1892, p. 585.

SIKOVA. — Sur la chorée chronique. *Gaz. des hôp.*, 1899.

SINKLER. — Hereditary chorea with report of three additional cases and details of an autopsy in a case. *Trans. Medic. Soc. Virgin.*, 1891, p. 210.

SOLDER. — Chorea chronica in *Neurol. Centralb.*, p. 1149.

SOLMERSITZ. — Zur pathologischen anatomie der Huntington'schen chorea. *Kœnigsberg*, 1904.

STELLETSKI. — Un cas de chorée chronique. *Journal de Neurol. de Korsakoff*, 1906, p. 1176.

THILENIUS. — *Med. Chir. Bemerkungen*. Francfort a M., 1814.

VASCHIDE et VURPAS. — Deux cas de chorée chronique. *Rev. Neurol.*, 1902, p. 389. Disparition des mouvements dans la chorée chronique. *Rev. méd.*, 1904, p. 764.

WATERS (de Franklin). — Lettre in Dunglison's. *Practice*, 1842, vol. 2, p. 312.

WEIDENHAUNNER. — Lésions anatomiques de la chorée d'Huntington. *Vratch*, 1901.

WESTPHAL. — Ueber chorea chronica progressiva. *Deutsch med. Voschnscher*, 1902, p. 58.

WEYRAUCH. — Ueber chorea chronica progressiva. *München med. Voschnscher*, 1905, p. 259.

WILSON. — Note on a case of chronic progressive chorea. *J. Nerv and Ment Dips*, p. 131, 1892, p. 560 et 1893, p. 564.

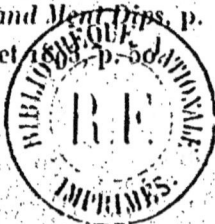

Toulouse. — DIRION, libraire, rue de Metz, 22

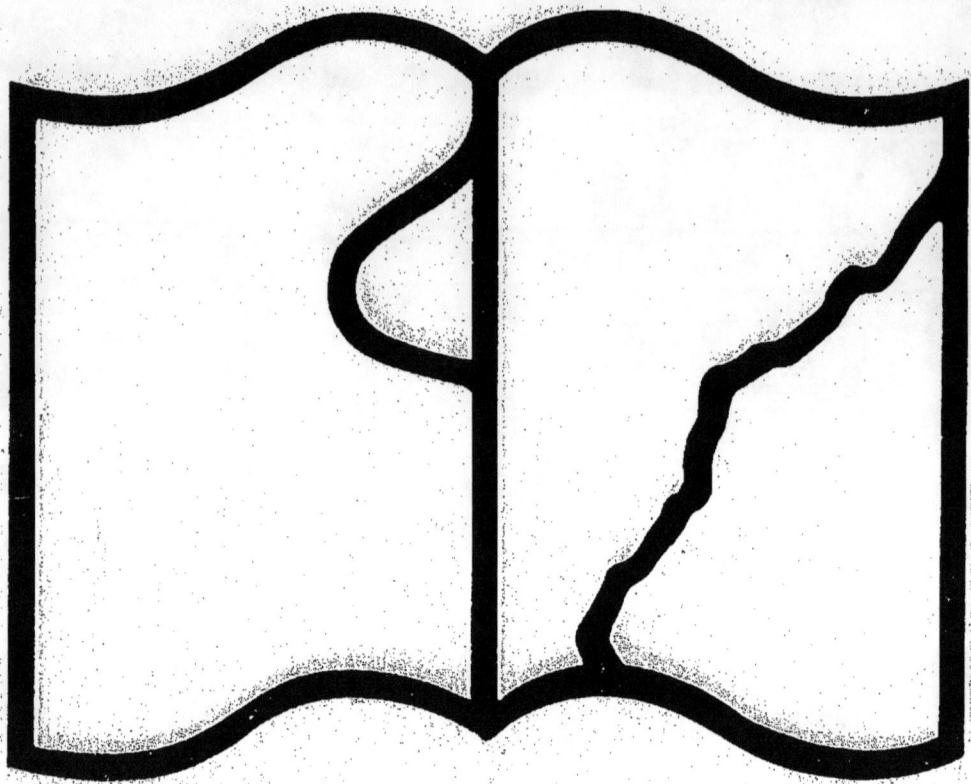

Texte détérioré — reliure défectueuse

NF Z 43-120-11

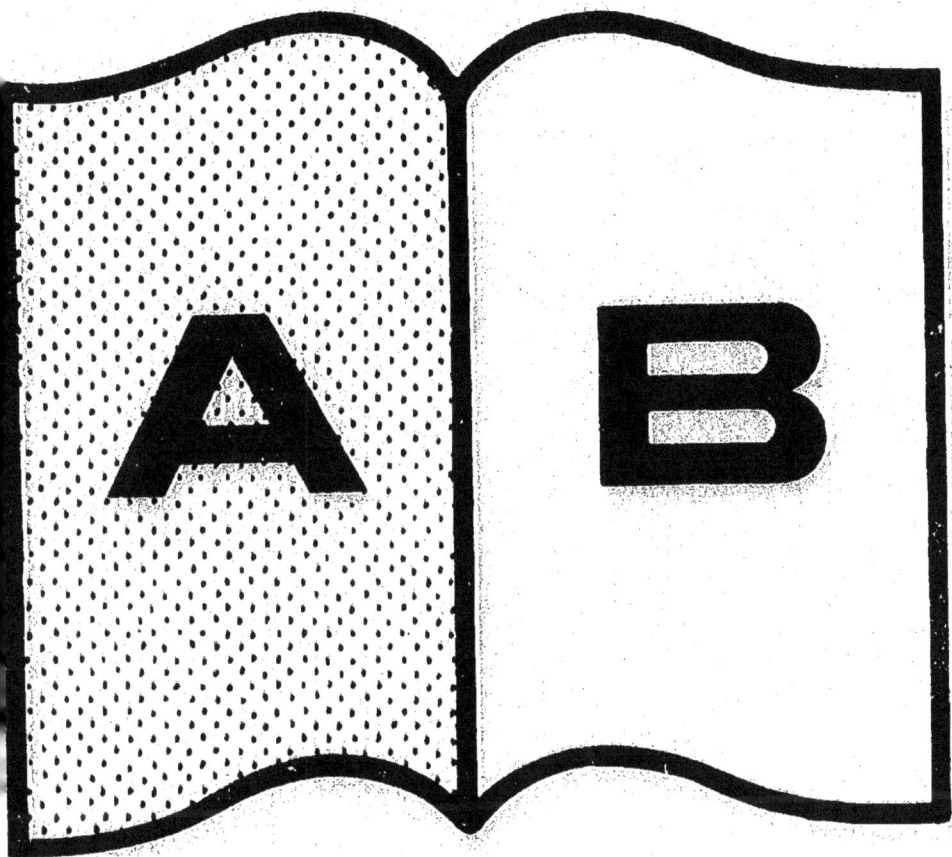

Contraste insuffisant

NF Z 43-120-14